NOTE

SUR LE DÉVELOPPEMENT

DES

AFFECTIONS SATURNINES

CHEZ LES

DESSINATEURS EN BRODERIES SUR ÉTOFFES,

LES OUVRIÈRES EN DENTELLES, ETC.

EXTRAIT DES

ANNALES D'HYGIÈNE PUBLIQUE ET DE MÉDECINE LÉGALE, 2ᵉ série, 1856, tome VI. Journal rédigé par MM. Adelon, Andral, Boudin, Brierre de Boismont, Chevallier, Devergie, Gaultier de Claubry, Guérard, Kéraudren, Lassaigne, Mêlier, Amb. Tardieu, Trébuchet, Villermé, publié depuis 1829, tous les trois mois, par cahiers de 250 pages avec planches, — Prix de l'abonnement par année, 18 francs; *franco* pour les départements, 21 francs.

A Paris, chez J.-B. Baillière, 19, rue Hautefeuille.

PARIS. — Imprimerie de L. MARTINET, rue Mignon, 2.

NOTE

SUR LE DÉVELOPPEMENT

DES

AFFECTIONS SATURNINES

CHEZ LES

DESSINATEURS EN BRODERIES SUR ÉTOFFES,

LES OUVRIÈRES EN DENTELLES, ETC.,

PAR LE DOCTEUR

V. THIBAULT,

Secrétaire de la Commission d'hygiène et de salubrité
du 5e arrondissement,
Membre de la Société médico-chirurgicale, Membre honoraire et ancien
Vice-Président de la Société anatomique, etc,

PARIS,

CHEZ J.-B. BAILLIÈRE,

LIBRAIRE DE L'ACADÉMIE IMPÉRIALE DE MÉDECINE,

Rue Hautefeuille, 19.

Londres,		New-York,
H. BAILLIÈRE, 219, Regent-Street.		H. BAILLIÈRE, 290, Broadway.

MADRID, C. BAILLY-BAILLIÈRE, CALLE DEL PRINCIPE, 11.

1856.

[illegible]

[illegible]

[illegible]

[illegible]

[illegible]

[illegible]

[illegible]

PARIS

[illegible]
[illegible]
[illegible]

[illegible]
[illegible]
[illegible]

[illegible]

NOTE

SUR LE DÉVELOPPEMENT

DES

AFFECTIONS SATURNINES

CHEZ LES

DESSINATEURS EN BRODERIES SUR ÉTOFFES,

LES OUVRIÈRES EN DENTELLES, ETC.

Au mois de janvier 1855, nous fûmes appelé rue Mandar pour donner nos soins à un dessinateur sur étoffes, atteint d'une colique saturnine des mieux caractérisées : cette affection, qui mit un instant la vie du malade en danger, céda à une médication énergique, et, trois semaines après, il put reprendre ses occupations habituelles. Il était guéri depuis quelques jours à peine, lorsque nous fûmes mandé près de la femme d'un autre dessinateur, demeurant rue Saint-Denis, 356, et qui présentait les mêmes accidents ; seulement chez celle-ci les douleurs étaient beaucoup moins intenses ; aussi le traitement en amena-t-il promptement la guérison.

Ces deux faits observés à un si court intervalle ont vivement fixé notre attention ; nous avons examiné dès lors avec soin les procédés mis en usage pour tracer sur les étoffes les dessins destinés à diriger l'aiguille ou le crochet de la brodeuse, et voici ce que nous avons appris :

Pour dessiner des broderies sur une étoffe, on ne fait pas immédiatement sur le tissu le dessin que l'on désire ; il faut d'abord tracer celui-ci sur une feuille de papier, puis le décalquer sur l'étoffe, en opérant de la manière suivante :

Il faut : 1° *Piquer le dessin* tracé sur le papier, c'est-à-dire pratiquer à la mécanique des trous aussi rapprochés que possible les uns des autres, en suivant tous les contours du dessin à reproduire.

2° *Appliquer celui-ci (poncis) sur l'étoffe* que l'on veut broder, et les maintenir l'un et l'autre au contact, à l'aide de poids placés sur différents points de leur surface.

3° *Faire* ensuite *pénétrer* avec une ponce, à travers tous les trous du papier, une poudre résineuse de couleur différente de celle de l'étoffe (on obtient ainsi la reproduction exacte des contours du dessin piqué); il ne reste plus alors qu'à :

4° Fixer la poudre en appliquant ou passant un fer chaud sur le tissu (la chaleur fond la matière résineuse, et la fait adhérer entièrement à l'étoffe sur laquelle elle est déposée.

Lorsqu'on opère sur une étoffe blanche, on se sert quelquefois de bitume de Judée sans aucun mélange, mais le plus souvent de noir de fumée, d'indigo, de bleu de Prusse ou de Berlin, etc., que l'on mêle à une matière résineuse réduite en poudre (colophane, galipot, gomme copal ou autre). L'emploi de ces divers mélanges n'ayant jamais, à notre connaissance, amené d'accidents chez les ouvriers qui les emploient, nous n'en parlerons pas davantage.

Lorsqu'il s'agit, au contraire, de reproduire le dessin sur une étoffe noire (soie, drap ou velours), on prend alors une poudre blanche mêlée de même à une matière résineuse dans des proportions à peu près égales, variables néanmoins suivant chaque dessinateur. Cette poudre blanche est la *céruse* ou *blanc de plomb*.

Il est facile maintenant de s'expliquer le développement des maladies saturnines dans cette profession; en effet, pour poncer convenablement un dessin, on est forcé d'employer une grande quantité de poudre, qui, sans cesse agitée par la ponce, se dissémine nécessairement dans l'atmosphère pendant toute la durée de l'opération. C'est là pour la peau et les voies respiratoires une source d'absorption, dont la puissance augmente suivant les circonstances que nous allons indiquer.

L'ouvrier chargé de poncer a les mains couvertes de

poudre ; elles en sont pour ainsi dire imprégnées. Il est, en outre, presque toujours courbé sur son travail, de telle sorte qu'à chaque inspiration, il en pénètre nécessairement une grande quantité dans la poitrine.

La nature de l'étoffe joue aussi un certain rôle dans le développement des accidents, en exigeant, suivant sa nature, une plus grande quantité de poudre et un temps beaucoup plus long pour arriver à obtenir un dessin convenable. Ainsi, par exemple, le tulle que l'on veut *broder jardinière*, dont les mailles sont larges, demande beaucoup plus de blanc et un temps quelquefois énorme pour fixer celui-ci sur le fil si mince qui en forme le réseau. Il en est de même de certains cachemires (imitation de l'Inde), sur lesquels il faut tracer des dessins extrêmement riches ; car on brode sur toute la surface du tissu (*à fond plein*); et comme le dessin devra rester fort longtemps exposé sur le métier à toutes les causes qui pourraient l'effacer, il faut par conséquent le fixer plus solidement que sur toute autre étoffe, et pour cela employer plus de temps et plus de blanc.

Ajoutez à cela les inconvénients résultant de la malpropreté des individus qui prisent du tabac ou prennent leur repas sans se laver convenablement, et vous comprendrez aisément la facilité avec laquelle le plomb peut pénétrer dans l'économie.

Depuis que notre attention a été fixée sur ce point, nous avons recherché s'il existait dans la profession d'autres cas d'empoisonnement analogues à ceux que nous avions observés ; nous n'avons pas tardé à en rencontrer huit ou dix exemples : c'était, du reste, facile à prévoir.

Chez l'un d'eux, garçon d'une vingtaine d'années, l'empoisonnement avait eu lieu très promptement, parce que, toujours courbé sur son travail et ne respirant que par la bouche, il absorbait ainsi une plus grande masse de poudre toxique.

Chez un autre, M. Dufresne, le patron et les ouvriers, au

nombre de cinq ou six, furent tous malades successivement il y a une dizaine d'années. L'atelier dans lequel ils travaillaient était très bas de plafond, et l'aération insuffisante.

Plusieurs ouvriers ont dû, à diverses époques, changer de profession, leur santé ne leur ayant pas permis de continuer.

Un dessinateur nous a dit, sans cependant l'affirmer, que plusieurs avaient succombé aux suites d'un empoisonnement survenu dans ces mêmes conditions.

La cause des accidents étant parfaitement connue, de même que les circonstances dans lesquelles ils se développent, rien n'est plus simple que d'en empêcher le retour : il suffit de remplacer la céruse par une autre poudre qui ait les mêmes avantages sans en avoir les inconvénients. Tout le monde sait aujourd'hui que le blanc de zinc se trouve dans ce cas ; aussi n'avons-nous pas eu grand mérite à en conseiller l'emploi aux deux personnes qui ont réclamé nos soins. Depuis qu'elles y ont eu recours, elles n'ont plus éprouvé aucun accident. — Cette innocuité du blanc de zinc se trouve démontrée par une expérience beaucoup plus ancienne que la nôtre. M. Dufresne, dont nous parlions plus haut, à la suite de sa maladie, a substitué le blanc de zinc ou blanc de neige à la céruse ; il a en même temps pris un appartement plus vaste, et, depuis cette époque, il n'a pas remarqué de dérangement dans sa santé, non plus que dans celle de ses apprentis. Nous pourrions citer encore d'autres dessinateurs qui n'ont eu qu'à se louer de ce changement, au point de vue de l'hygiène.

Un seul, M. Bertomieux, qui emploie le blanc de zinc depuis trois ans environ, nous a dit avoir éprouvé, il y a un an, des accidents analogues à ceux causés par le plomb : le médecin qui lui a donné ses soins les a attribués à la minime quantité d'acide arsénieux qui existe parfois dans les préparations de zinc. Ce fait, *s'il était bien démontré*, viendrait peut-être à l'appui de l'opinion des médecins qui n'admettent pas la complète innocuité du blanc de zinc. — Bien que nous n'adoptions pas cette manière de voir, nous avons dû cependant, pour être exact, citer ce fait, tout en cherchant à constater la présence de l'arsenic dans l'échantillon que nous a donné ce dessinateur. Un pharmacien, M. Lebeault, qui a bien voulu sur notre demande en faire l'analyse, nous a affirmé n'avoir pu en découvrir la plus petite trace.

Au point de vue commercial, le blanc de zinc semble avoir le léger inconvénient de *couvrir* un peu moins bien que la céruse ; mais il est facile d'y remédier en changeant les proportions du mélange des poudres.

Conclusion. — Bien que cette profession n'occupe pas à Paris plus de cent dix ou cent vingt personnes, comme l'emploi de la céruse a amené des accidents graves chez un certain nombre d'ouvriers ;

Qu'il est facile d'obtenir avec une poudre, nous pourrions dire inerte, les mêmes avantages que ceux fournis par la céruse ;

Que, malgré une expérience d'une dizaine d'années, il reste encore les neuf dixièmes des patrons et ouvriers qui sont sans cesse exposés au développement des maladies saturnines ;

Nous pensons qu'il y a lieu de remplacer le blanc de céruse par le blanc de zinc.

Ouvrières en dentelles. — Les réflexions qui précèdent peuvent également s'appliquer à l'industrie de certaines dentelles, qui, en exposant plus d'individus encore à des émanations saturnines identiques, compte par conséquent un beaucoup plus grand nombre de malades. Nous voulons parler des dentelles dites *de Bruxelles*, si recherchées dans le commerce à cause de la finesse, du goût, de la variété et de la beauté de leur dessin. Elles diffèrent des autres dentelles fabriquées ordinairement au fuseau, en ce qu'elles ne sont point faites par une seule et même personne. Elles offrent à examiner des fleurs et un fond bien distincts.

1° Les *fleurs*, ou *dessins*, fabriquées en général dans les environs de Bruxelles par des ouvrières spéciales, ne sont que plus tard *appliquées* sur le fond dont elles doivent faire l'ornement : aussi les désigne-t-on dans le commerce sous le nom d'*applications de Bruxelles.*

2° Le *fond*, ou *réseau*, se fabrique au carreau par bandes, que l'on réunit ensuite à l'aiguille (*raccroc*) en nombre suffisant pour leur donner la largeur que l'on désire obtenir. Ce fond, d'un prix généralement élevé, est souvent remplacé par des tulles ou réseaux fabriqués ailleurs sans destination spéciale : ainsi il n'est pas rare de voir des fleurs de Bruxelles appliquées sur des tulles provenant d'Angleterre ou de tout autre pays.

Les fleurs qui constituent plus particulièrement ce qu'on appelle les *applications de Bruxelles* exigent un travail long et minutieux, pendant lequel le fil employé à les fabriquer perd une partie de sa blancheur ; il en résulte que ces fleurs, en sortant de l'atelier, présentent une couleur jaunâtre, qui force à les blanchir avant de les appliquer sur le fond blanc auquel on les destine. C'est surtout à la suite de cette opération du blanchiment que l'on voit apparaître les accidents sur le développement desquels nous voulons appeler l'attention.

Quiconque a pu examiner la finesse et la délicatesse des fleurs d'application comprendra facilement pourquoi le blanchiment en est impossible par la méthode ordinaire, c'est-à-dire par le lavage dans une dissolution de potasse. Outre la détérioration qui en serait nécessairement la conséquence, on se trouverait forcé d'employer un temps considérable pour faire sécher et épingler chacune de ces fleurs, ce qui n'empêcherait point celles-ci de perdre cet aspect neuf si recherché dans le commerce. On a eu dès lors recours à un autre procédé, dans lequel on se propose non pas de rendre au fil la blancheur qui lui est propre, mais de recouvrir celui-ci d'une couche blanche qui en cache la saleté, et pour cela voici comment l'on opère :

On place entre deux feuilles de papier de grande dimension plusieurs couches d'applications de Bruxelles et de blanc de céruse, que l'on superpose régulièrement l'une au-dessus de l'autre, puis on réunit convenablement les bords des feuilles de papier, de manière à empêcher autant que possible toute issue du blanc de plomb ; après quoi, le tout est placé sur un plan résistant pour être soumis à l'action d'un rouleau de bois, à l'aide duquel on frappe sur le papier pour faire pénétrer la poudre dans le tissu même des applications. Cette opération, dont la durée varie suivant la quantité de fleurs que l'on veut blanchir, force la poudre à s'incruster dans les mailles du réseau, et à se fixer sur chacun des fils qui le forment. On choisit de préférence la céruse préparée à Bruxelles ; car elle a sur celle de Paris l'avantage d'être plus *grasse* au toucher, d'être d'un blanc plus éclatant, et de s'attacher plus facilement à la dentelle.

L'exécution, étant, comme on le voit, des plus simples, est confiée le plus souvent à de jeunes ouvrières, qui prennent rarement les précautions nécessaires pour empêcher la dissémination de la céruse. Aussi voit-on fréquemment survenir des affections saturnines chez les jeunes filles qui travaillent exclusivement aux applications *neuves* de Bruxelles ; nous disons neuves, car plus tard on les blanchit par le procédé ordinaire avec le fond qui les porte.

Nous n'ignorons point que certains chefs d'ateliers prennent des précautions pour empêcher autant que possible toute émanation de céruse : les uns font opérer dans une cave, l'humidité de cette dernière donnant plus de poids à la poudre, et partant moins de tendance à se répandre dans l'atmosphère ; d'autres emploient une espèce de boîte fermant hermétiquement ; mais tout cela ne suffit point, les ouvrières en absorbent encore assez pour en être plus ou moins incommodées.

D'ailleurs ce n'est point seulement pendant l'opération du

blanchiment que le plomb peut pénétrer dans l'économie, c'est encore lorsqu'on fixe les applications sur le fond de la dentelle : l'ouvrière courbée sur le carreau aspire une grande quantité de céruse ; ses doigts sont continuellement en contact avec elle, et si plusieurs personnes travaillent dans le même atelier, l'atmosphère de celui-ci ne tarde pas à se charger de blanc de plomb ; si, d'un autre côté, au moment des repas, on n'a pas une extrême propreté (chose excessivement rare), on absorbe le sel de plomb par plusieurs voies à la fois.

Il ne faut donc pas s'étonner de la fréquence des maladies saturnines dans cette profession qui compte un grand nombre d'ouvrières. On rencontre chez elles la même variété d'accidents que l'on observe chez les peintres, et les médecins ont eu à traiter des paralysies, des amauroses, aussi bien que des coliques, développées sous l'influence de cette cause. Plusieurs fois même, nous devons le dire, l'administration a dû s'en préoccuper, et forcer les chefs d'atelier à modifier leurs procédés dans l'intérêt de la santé de leurs employés.

Chez les malades que nous avons eu à traiter il y a quelques années, nous avons naturellement conseillé l'emploi du blanc de zinc ; depuis le jour où la substitution a été faite, nous n'avons vu reparaître aucun accident. Néanmoins il sera fort difficile d'arriver par la persuasion à opérer ce changement, car le blanc de zinc donne un produit un peu moins beau que la céruse ; de plus, il exige plus de temps et de soins pour arriver au même résultat que cette dernière.

Nous devons ajouter encore une cause d'un autre ordre qui s'oppose à ce que les patrons se hâtent de faire la substitution que nous demandons, c'est que ceux-ci n'y ont pas un intérêt aussi direct que les dessinateurs sur étoffes, puisqu'ils ne travaillent pas avec leurs employées, et sont par conséquent beaucoup moins exposés à contracter les affections cruelles que l'on a si souvent l'occasion d'observer sur ces dernières (1).

Nous venions de terminer cette note, lorsque nous avons été appelé à visiter une fabrique de chromate de plomb dont un des ouvriers venait de mourir à l'hôpital Saint-Louis des suites d'une intoxication saturnine. Nous demanderons la permission d'en dire quelques mots, car il est toujours utile de montrer jusqu'où peut aller l'imprévoyance, et combien on tient peu de compte des conseils que l'autorité et les hommes de l'art donnent chaque jour aux personnes qui travaillent le plomb ou ses composés.

Tout le monde sait que le chromate de plomb s'obtient par la double décomposition de la céruse et du chromate de potasse; voici maintenant comment on opère dans l'établissement que nous avons visité.

1° On *pèse la céruse,* afin de la mettre en proportion convenable avec la solution de chromate de potasse, et d'éviter ainsi toute perte de substance.

2° On *tamise la céruse* dans un grand seau contenant de l'eau commune.

Dans ces deux temps de l'opération il se répand dans l'atmosphère une plus ou moins grande quantité de céruse, qui pénètre dans les voies respiratoires.

3° On *délaie la céruse avec les mains,* de manière à la réduire en une bouillie très claire; ceci exige à peu près une demi-heure de travail.

Dans cette manière d'agir, la bouillie est plus homogène, le travail est mieux et plus rapidement fait, mais aussi les mains baignent pendant une demi-heure dans ce liquide, dont l'absorption par la peau devient alors si facile : n'obtiendrait-on pas le même résultat avec des brosses ou des pinceaux?

4° On *verse cette bouillie* dans une chaudière contenant une

(1) Voyez un mémoire de M. Chevallier sur le même sujet, *Annales d'hygiène,* Paris, 1847, 1ʳᵉ série, t. XXXVII, p. 111.

solution de chromate de potasse ; on fait bouillir ce mélange pendant une heure environ, en ayant soin d'agiter continuellement le liquide, mais cette fois avec un bâton.

5° La double décomposition opérée, on *décante le chromate de plomb* qui s'est précipité, on l'étend sur des planches de plâtre destinées à lui enlever une grande partie de l'eau qu'il retient ; puis on le met à l'étuve, étendu sur des feuilles de papier pour achever la dessiccation.

Ici l'opération devrait être terminée, puisque le fait même de la double décomposition donne un précipité naturellement réduit en poudre impalpable qu'il suffirait de mettre en paquets pour le livrer au commerce ; mais les fabricants croient nécessaire de tamiser le chromate pour fournir un plus beau produit. Ce travail, qui se fait dans un tamis ouvert, au milieu d'un cabinet attenant à l'étuve, donne lieu à une volatilisation très abondante du chromate, facile à démontrer par les dépôts de poudre que l'on rencontre sur tous les points saillants des murs du cabinet où l'on opère.

C'est donc là, comme on le voit, une nouvelle source d'absorption pour les voies pulmonaires. — Il est vrai de dire que, pour remédier à cet inconvénient, les ouvriers ont l'habitude de placer leur mouchoir plié en cravate devant la bouche et les narines ; mais cette précaution n'est-elle pas illusoire ? Ne serait-il pas plus rationnel d'employer un tamis fermé et d'exécuter ce travail à l'air libre ou dans un lieu parfaitement ventilé ?

Ce mode de fabrication du chromate de plomb exige environ deux heures et demie pour ces opérations successives, dont la série se renouvelle de cinq à six fois par jour ; il en résulte que les ouvriers sont presque sans cesse exposés aux causes d'absorption que nous venons de signaler. On en trouve la preuve dans la présence, sur le rebord des gencives, de ce liséré noir qui existe sur tous ceux qui sont soumis à l'absorption d'un sel de plomb.

Dans tout ce qui précède, nous avons cherché à démontrer qu'il serait facile de diminuer le nombre des accidents qui se développent à la suite de l'absorption du plomb ou de ses composés, tantôt en remplaçant la céruse par une poudre inerte, tantôt en prenant des précautions plus grandes qu'on ne le fait généralement. — C'est pour arriver à ces résultats que nous voudrions voir l'administration imposer à tout individu voulant ouvrir un établissement *classé parmi les insalubres,* l'exécution de toutes les mesures hygiéniques reconnues nécessaires pour éviter ou du moins atténuer les inconvénients inhérents à la fabrication. Ces mesures, consignées dans une instruction rédigée *ad hoc,* seraient notifiées au chef de l'établissement en même temps que l'autorisation d'ouvrir ce dernier.